L'ALIMENTATION

DES

TUBERCULEUX

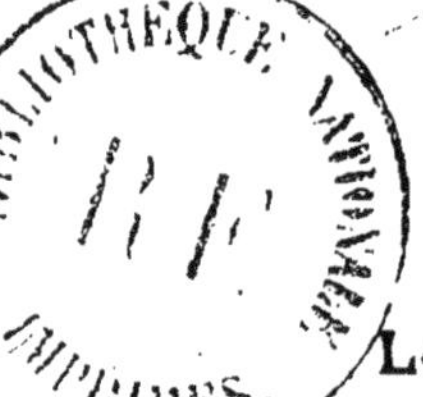

PAR

Le Dr Bernard PALLE

ANCIEN EXTERNE DES HOPITAUX DE PARIS
MÉDAILLE DE BRONZE DE L'ASSISTANCE PUBLIQUE

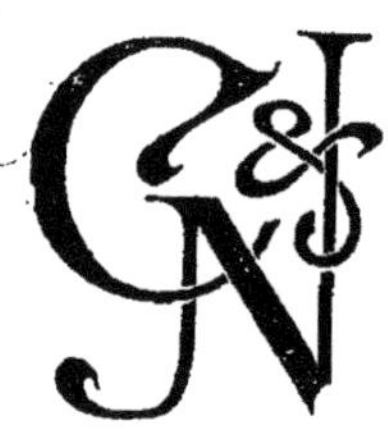

PARIS

GEORGES CARRÉ ET C. NAUD, ÉDITEURS

3, RUE RACINE, 3

—

1898

L'ALIMENTATION

DES

TUBERCULEUX

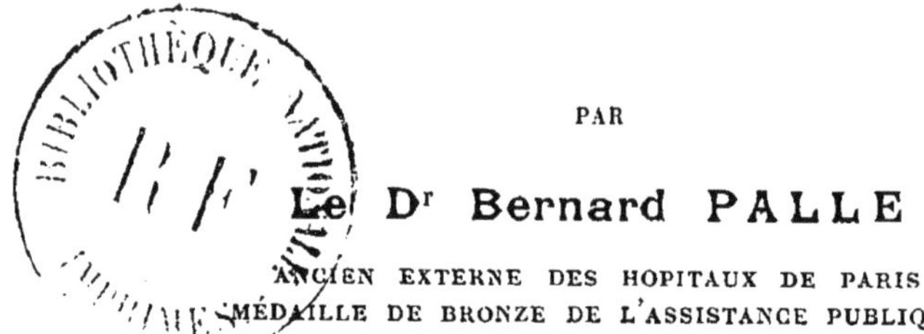

PAR

Le Dr Bernard PALLE

ANCIEN EXTERNE DES HOPITAUX DE PARIS

MÉDAILLE DE BRONZE DE L'ASSISTANCE PUBLIQUE

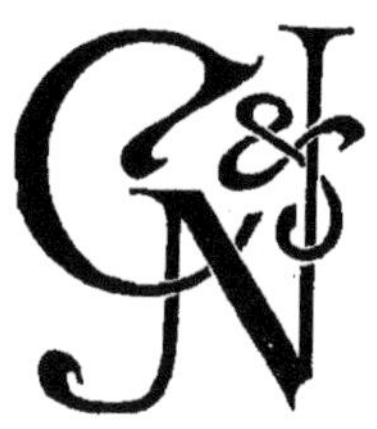

PARIS

GEORGES CARRÉ ET C. NAUD, ÉDITEURS

3, RUE RACINE, 3

—

1898

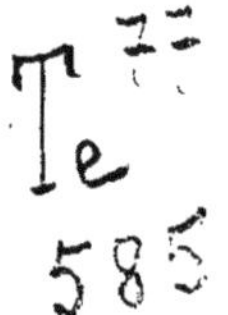

INTRODUCTION

Les anciens cliniciens, attachant plus d'importance à l'effet qu'à la cause, considéraient la tuberculose pulmonaire comme fonction d'un trouble de la nutrition générale et de cette idée pathogénique découlait un traitement où l'hygiène en général et l'alimentation en particulier occupaient la meilleure place.

Avec l'ère bactériologique et la découverte du bacille de Koch — en même temps que se précisait la nature de cette maladie — il semblait que les efforts pour la combattre allaient se modifier et la thérapeutique s'orienter dans une nouvelle voie. Malheureusement, les tentatives dirigées contre le microbe n'ont point jusqu'ici tenu tout ce qu'elles promettaient : aussi, tout en espérant la découverte d'un sérum spécifique, il nous faut — dans notre impuissance contre le germe — en revenir aux anciennes traditions d'hygiène et renforcer le terrain.

Toutefois, les recherches bactériologiques et les travaux de laboratoire n'ont point été inutiles, car ils ont éclairé d'un jour nouveau le processus de guérison et permis une interprétation plus scientifique des réactions cellulaires de l'organisme.

C'est ainsi que M. le Pr Grancher a montré que le tubercule pulmonaire est une néoplasie fibro-caséeuse, et comme telle susceptible de guérison par transformation fibreuse de ses éléments. Cette donnée, fournie par l'anatomie pathologique, devait amener nécessairement à rechercher les circonstances capables d'influencer favorablement ces mutations cellulaires. Ces conditions se trouvent réalisées par l'alimentation qui seule peut fournir à l'organisme les matériaux nécessaires à ce transformisme, matériaux qui doivent être en grande partie fournis par des éléments plastiques capables de faire du tissu fibreux.

L'alimentation jouera donc dans la tuberculose pulmonaire le rôle capital : mais si tout le monde s'accorde aujourd'hui sur le principe, la confusion commence quand il faut en déterminer l'application. Et, certes, il n'est point indifférent d'y insister, car, ainsi que toute thérapeutique, l'alimentation, a ses indications et ses contre-indications. C'est pour avoir méconnu ce principe, que trop souvent on a vu l'alimentation même dirigée par le médecin, ne point donner ce qu'on peut attendre d'elle.

La tuberculose pulmonaire, convenablement traitée, n'est-elle point, en effet, une affection éminemment curable, disons-nous avec M. le Pr Grancher, la plus curable de toutes, affirmait M. le Pr Brouardel dans une de ses conférences de la Morgue, exprimant ainsi sous cette forme quelque peu paradoxale une idée des plus justes — et dont la vulgarisation s'impose et pour consoler et encourager le malade et pour stimuler le médecin, tenté trop souvent de se maintenir dans un nihilisme thérapeutique?

Ce sont ces idées, exprimées avec un esprit si clinique par M. le Pr Grancher dans quelques leçons faites à l'Hôpital des Enfants Malades, qui nous ont inspiré cette thèse : « L'Alimentation des Tuberculeux », trop heureux s'il nous est possible, en ce sujet si souvent traité, de contribuer pour une part, si minime soit-elle, à l'œuvre de guérison de la tuberculose.

Avant d'aborder l'étude même de l'alimentation, nous exposerons les troubles dyspeptiques que l'on peut rencontrer chez les tuberculeux : il nous est en effet indispensable de reconnaître l'état du tube digestif avant de lui confier le rôle primordial qui lui revient dans ce traitement.

Ainsi renseigné, nous étudierons dans une première partie le régime alimentaire qu'il convient d'établir d'une façon générale.

Puis, dans une deuxième partie, nous montrerons quelles peuvent être, dans certains cas spéciaux, les modifications à introduire dans ce régime.

Mais, avant d'aller plus loin, ce nous est un devoir bien doux d'exprimer ici notre reconnaissance aux maîtres qui ont guidé nos premières études médicales.

Que M. le Dr du Castel, dans le service duquel nous avons puisé nos quelques connaissances en dermatologie, agrée ici tous nos remerciements pour la bienveillance qu'il n'a cessé de nous témoigner.

Nous sommes infiniment reconnaissant à M. le Dr Robin de nous avoir accueilli auprès de lui et de nous avoir permis ainsi de profiter de son enseignement thérapeutique.

Nous restons très respectueusement attaché à M. le Pr BERGER, auprès duquel nous nous sommes familiarisé avec le diagnostic chirurgical.

M. le Dr DUGUET nous a permis d'apprécier son enseignement si profondément clinique et n'a cessé de nous témoigner sa sympathie : nous lui en conservons une vive gratitude.

Que M. le Dr FLORAND, auquel nous sommes particulièrement reconnaissant de l'affectueux intérêt qu'il n'a cessé de nous témoigner et des excellents conseils qu'il nous a prodigués, reçoive ici nos sincères remerciements.

Nous n'oublierons pas M. le Dr COURTOIS-SUFFIT qui fut pour nous un maître bienveillant auquel nous restons respectueusement dévoué.

Nous remercions M. le Dr RÉMY de nous avoir admis au laboratoire d'histologie de l'Ecole et de nous avoir permis de travailler sous sa direction.

C'est à M. le Pr PINARD que nous devons nos notions d'obstétrique : nous gardons le meilleur souvenir de cet enseignement magistral.

Nous devons également une vive gratitude à MM. ACHARD, CHAUFFARD, DALCHÉ, DUFLOCQ, LEJARS, SCHWARTZ, TROISIER et VILLEMIN, dont nous n'oublierons pas les excellentes leçons.

Nous contractons vis-à-vis de M. le Pr GRANCHER une dette de reconnaissance pour le grand honneur qu'il nous fait en acceptant la présidence de cette thèse.

DES TROUBLES DYSPEPTIQUES CHEZ LES TUBERCULEUX

« Tous les tuberculeux ont été, sont ou seront dyspeptiques. » (M. Grancher.)

En effet, comme l'ont constaté tous les auteurs qui ont étudié la tuberculose pulmonaire, rien n'est plus fréquent au cours de cette affection que les troubles de l'appareil digestif. Soit que ceux-ci par l'entrave qu'ils apportent à la nutrition ouvrent la porte au bacille, soit qu'au contraire les toxines sécrétées par celui-ci aient vicié la sécrétion et ralenti la motricité gastrique, on rencontre généralement associées tuberculose et dyspepsie.

La fréquence de ces troubles ne le cède qu'à la variété, les réactions individuelles sont multiples, et ici plus que jamais se trouve justifié cet axiome de pathologie générale, à savoir qu'il n'y a pas de maladies, mais surtout des malades.

Aussi, pour s'orienter dans cette étude, des divisions s'imposent et une classification toute naturelle tirée de l'anatomie nous permet tout d'abord de scinder cette revue en deux parties distinctes : d'une part les troubles de l'estomac, d'autre part les troubles intestinaux.

Schématiquement on peut classer les différentes gastropathies qu'on rencontre chez les tuberculeux en primitives et en symptomatiques — suivant qu'elles sont ou non facteurs de la tuberculose : dans le premier groupe nous rencontrerons, souvent simple coïncidence, les différentes gastrites, les différentes dyspepsies, que celles-ci aient précédé la tuberculose ou se soient développées au cours de son évolution — mais sous l'action de facteurs notoirement indépendants. Si du fait même de leur présence peuvent naître quelque complication et quelque obstacle à l'alimentation, l'absence de toute individualité clinique en même temps que la faible prise qu'elles offrent à la thérapeutique, leur assignent ici une place tout à fait secondaire.

Bien autrement intéressants sont les troubles causés par la tuberculose : bien étudiés par M. Marfan, ils se divisent chronologiquement en troubles précoces et en troubles tardifs.

Ceux-ci apparaissent à la période cavitaire et se caractérisent par la rougeur de la langue dont l'aspect vernissé doit faire craindre à brève échéance l'invasion du muguet — par une anorexie invincible, une diarrhée rebelle, de la toux gastrique et des vomissements. Cette gastrite « gastrite terminale des tuberculeux » repose sur un substratum anatomique, nettement différencié, sinon par ses agents, au moins par ses lésions. Contemporains d'une déchéance totale de l'organisme, survenant à une période où les lésions pulmonaires ne sont plus guère susceptibles de régression, ces troubles ne sont qu'un épisode terminal, un mode de finir en quelque sorte du tuberculeux, et la plupart du temps ils restent aussi inaccessibles à tout effort thérapeutique.

Il n'en en est plus de même des troubles précoces qu'on rencontre aux premières étapes de la tuberculose pulmonaire.

Leur pathogénie a été très discutée : rattachés faussement par Hildebrand à la fièvre, dont la clinique les montre souvent indépendants, ils sont plutôt pour M. Marfan mis sur le compte de cette chloro-anémie spéciale qui accompagne le début de la tuberculose pulmonaire, chloro-anémie elle-même dépendante de cet état toxhémique qui peut se manifester soit par un mouvement fébrile (fièvre prétuberculeuse de M. le Pr Landouzy), soit par un trouble des fonctions rénales (albuminurie prétuberculeuse de M. Tessier, chlorurie des auteurs), soit le plus souvent par de l'inertie gastrique ou de l'insuffisance de la sécrétion chlorhydropepsique.

Nous allons étudier maintenant les troubles que l'on rencontre soit au début soit au cours de la tuberculose pulmonaire sans attacher autrement d'importance à la classification établie plus haut, nous préoccupant beaucoup moins au point de vue thérapeutique de leur étiologie pathogénique que de leur symptomatologie clinique. Car si dans la majorité des cas ils se caractérisent par un ensemble bien net, « le syndrome gastrique initial » de M. Marfan, bien souvent au contraire c'est au clinicien à dépister ces dyspepsies frustes et larvées dont les symptômes sont tout différents de ceux des descriptions classiques.

Voici quels sont d'après M. Marfan les caractères du

syndrome gastrique ; il débute ordinairement en même temps que la lésion pulmonaire ; mais il faut se rappeler qu'il peut parfois la précéder ; il se caractérise « par les « troubles de l'appétit, les sensations douloureuses qui « suivent l'ingestion des aliments, les éructations, les « régurgitations acides et le pyrosis, la toux gastrique, « les vomissements, l'état de la langue, la constipation » — le malade étant ou non fébricitant. Enfin un symptôme objectif, le bruit de clapotage, indice soit d'une inertie, soit d'une dilatation gastrique — qui est pour ainsi dire le substratum anatomique des troubles précédents.

Parmi ces différents troubles nous retiendrons l'anorexie et le vomissement qui au point de vue de l'alimentation entraîneront des considérations spéciales.

Si l'on excepte certains cas bien observés d'anorexie hystérique chez des tuberculeux (soit qu'il y ait alors simple coïncidence des deux affections, soit qu'au contraire l'hystérie par le trouble apporté à l'alimentation ait favorisé l'éclosion de la tuberculose), on peut ranger en deux classes les autres cas d'inappétence : il est des tuberculeux qui présentent au début un dégoût profond pour toute alimentation, chez lesquels la vue même des aliments provoque la nausée, mais qui par un régime approprié finissent par surmonter leur répugnance et se nourrissent enfin. Il en est d'autres par contre où l'anorexie invincible n'est justifiable que du gavage, comme nous le verrons plus loin.

Le vomissement se présente souvent avec des caractères bien particuliers : rare le matin à jeun, il survient souvent le soir « post pandium » : presque toujours il est précédé par la toux : « Le phtisique tousse parce qu'il a mangé, vomit parce qu'il a toussé ; » ces vomissements qui ne s'accompagnent pas de nausées peuvent être rares ou au contraire d'une fréquence telle qu'ils entraînent rapidement à leur suite une dénutrition profonde et exigent une thérapeutique héroïque.

Lorsque tous ces symptômes que nous venons d'énumérer existent au complet c'est généralement le malade lui-même qui songe à s'en plaindre : mais il n'en est pas toujours ainsi, et dans quelques cas le malade, n'éprouvant que des sensations insignifiantes, n'accusera rien ou presque rien et même protestera du bon fonctionnement de ses voies digestives. C'est dans ces cas que l'interrogatoire serré du médecin lui permettra de déceler les troubles gastriques sur la présence de tel ou tel des petits signes mis en valeur par M. le Pr Grancher.

Les investigations du médecin devront porter sur les différents appareils : mais c'est surtout du côté de l'appareil digestif qu'on obtiendra les renseignements les plus précieux. Ainsi voit-on survenir parfois, plusieurs heures après le repas, à intervalle presque fixe et au cours d'une digestion jusque-là en apparence régulière, un malaise subit avec flatulence et éructations, crise à la suite de laquelle tout rentre dans l'ordre. C'est la « crise de cinq heures », ces phénomènes apparaissant en effet presque toujours après le repas de midi soit que ce dernier soit plus copieux, soit que les phénomènes survenant après les autres repas échappent plus facilement aux malades. Ajoutons cependant que les crises nocturnes existent et revêtent parfois l'allure de la fausse angine de poitrine.

La difficulté de la digestion peut se révéler d'autres fois

soit par une expectoration abondante de mucosités pharyngées, soit par la sensation de soif exagérée, pendant et surtout entre les repas. Notons aussi l'anorexie spéciale du réveil.

Les troubles de l'appareil circulatoire n'ont pas moins de valeur : ce sont les palpitations survenant après le repas ; la tachycardie apparaissant dans les mêmes circonstances et pouvant dépasser le pouls normal de 50 à 60 battements — durant une ou deux heures — et s'accompagnant d'une sensation de gêne et d'étouffement plus ou moins accentué. Fréquents aussi sont les troubles vasomoteurs : congestion faciale subite, même au début du repas, souvent unilatérale et nettement différenciée de la rougeur fébrile des pommettes, parfois accompagnée de dyspnée et de palpitations.

Lorsqu'on ne peut rattacher les sueurs ni à la fièvre, ni à l'état cachectique, on peut dans la majorité des cas les rapporter à un trouble dyspeptique, comme le fait est aujourd'hui établi pour les sueurs nocturnes des gros mangeurs. Enfin l'insomnie même légère devra toujours, surtout chez les sujets jeunes, faire penser à un état défectueux des fonctions digestives.

Que les troubles gastriques soient nettement diagnostiqués d'après « le syndrome gastrique initial » ou ne soient dépistés que grâce à l'aide des petits symptômes précédents, il sera utile dans la majorité des cas de compléter ces investigations par l'examen du chimisme stomacal.

Au début on peut rencontrer ou de l'hypochlorhydrie, ou le chimisme normal ou même de l'hyperchlorhydrie. Celle-ci est rare chez le tuberculeux, surtout dans ses formes graves. Atténuée « elle n'est pas une entrave à la nutrition « et le malade peut faire les frais de sa guérison avec un « estomac imparfait. » L'hypochlorhydrie est plus fréquente mais ne devient un danger que lorsque l'estomac se vide mal. « S'il se vide rapidement, peu importe qu'il « ait bien travaillé ou non, l'intestin normal y pourvoira ».

D'ailleurs les renseignements fournis par l'analyse du suc gastrique ne peuvent être un solide appui dans le traitement du tuberculeux : tout d'abord on avait pensé que ces indicatious pourraient guider la thérapeutique ; malheureusement la conclusion qui se dégage à l'heure actuelle, c'est que généralement le chimisme stomacal est essentiellement variable et que, d'autre part, les notions qu'on serait en droit d'en tirer ne cadrent pas toujours avec ce qu'on observe en clinique : ainsi M. Marfan attirait notre attention sur ce fait que parfois chez des tuberculeux fébriles, fièvre s'élevant à 39°, 39°,5, le chimisme stomacal pouvait déceler une hypochlorhydrie accentuée et malgré cette hypoacidité les malades digéraient parfaitement un repas ordinaire. En attendant mieux, il faut donc revenir à la clinique.

Si l'estomac, comme nous venons de le voir, est souvent défectueux, nous savons maintenant que l'intestin peut en grande partie suppléer l'estomac et qne dans l'acte de la digestion la partie la plus importante n'est point dévolue au ventricule : aussi tant que l'intestin fonctionnera bien, la défection de l'estomac aura peu de retentissement sur l'organisme. Malheureusement cette intégrité du tube intestinal est rare et trop souvent les troubles intestinaux compliquent les troubles gastriques.

Tandis que ces derniers étaient en grande partie purement fonctionnels, il est ordinaire au contraire de trouver une lésion intestinale (Girode-Marfan) expliquant les désordres qu'on rencontre : au début, marchant avec les troubles de dyspepsie nervo-motrice, évoluant sous sa dépendance, on rencontre soit de la constipation, soit de la diarrhée, diarrhée et constipation alternant entre elles. Ce qui marque plus encore que ces troubles intestinaux l'irrégularité de l'assimilation, c'est l'amaigrissement considérable qui survient.

Diarrhée, constipation, quelquefois de vagues douleurs, et surtout amaigrissement résument à peu près toute la pathologie d'un organe auquel les tendances physiologistes actuelles portent à donner le premier rang dans l'acte de la digestion.

Au point de vue anatomique on rencontre généralement à cette période de début des lésions catarrhales de la muqueuse intestinale qui diffèrent entièrement d'autres lésions, spécifiques celles-ci, et qui sont contemporaines de la gastrite terminale et se manifestent fonctionnellement par une diarrhée plus tenace, allant jusqu'à la lientérie, diarrhée qui se complique de suintement sanguinolent, indice de la profondeur des ulcérations intestinales. Mais cette diarrhée sanglante qui survient, quand la cachexie est très avancée comme la gastrite terminale qu'elle accompagne, n'offre au point de vue spécial qui nous occupe qu'un médiocre intérêt, car il ne saurait souvent dans ces cas être question de guérison.

Comme nous venons de le voir, les troubles gastro-intestinaux qu'on rencontre chez les tuberculeux relèvent, soit à la période terminale d'une altération anatomique, soit aux périodes de début d'une perversion fonctionnelle du domaine de la dyspepsie nervo-motrice, par atonie gastrique et insuffisance chlorhydro-pepsique. Quel peut être le primum movens de cette dyspepsie ?

Nous avons vu avec M. Marfan qu'il fallait en rendre responsable l'état d'anémie qui résulte de l'infection bacillaire : il faut aussi remarquer qu'en bien des cas il est possible d'incriminer soit une médication intempestive, soit une alimentation mal comprise.

En effet, sur des organismes débiles, dont la moindre irritation peut retentir douloureusement, il est manifeste que certaines thérapeutiques doivent prendre à leur charge quelques-unes des intolérances gastriques : c'est ainsi qu'il faut bien imputer à la créosote par exemple certains troubles stomacaux. Si la créosote, « le moins mauvais des médicaments », comme a dit le Pr Bouchard, fait parfois merveille dans certaines tuberculoses — quand ce médicament répond à des indications nettement formulées et malheureusement trop restreintes, comme dans les formes bronchitiques par exemple — il est certain qu'entraîné par le désir qu'on avait de trouver en elle un médicament vraiment spécifique, on est arrivé à la prescrire trop souvent alors qu'il eût fallu justement la proscrire.

Le tannin également doit compter parmi les agents irritants causes de dyspepsie : aussi est-ce avec raison que M. Potain insiste tout particulièrement sur son mode de préparation.

Ce que nous venons de dire de la créosote et du tannin peut s'appliquer, dans certains cas, à chaque médicament, quel qu'il soit, et la première prescription du médecin sera souvent de supprimer toute espèce de médication.

Mais c'est surtout l'alcool dont il convient de faire le procès et qu'il faut rendre responsable de bien des troubles dyspeptiques : dans les sanatoria allemands et suisses, par exemple, on a coutume de l'ordonner — modérément il est vrai. Mais il est difficile de marquer les limites de l'usage et de l'abus. Aussi, comme le signale M. Beaulavon (1), il arrive trop souvent que les malades dépassent la mesure prescrite. D'ailleurs, en France, aussi bien dans le sanatorium de M. Sabourin qu'auprès de la plupart des médecins qui traitent les tuberculeux, l'alcool ne rencontre pas la même faveur.

Enfin, et c'est là un des points sur lesquels nous ne saurions trop insister, la dyspepsie peut être sinon éveillée, du moins aggravée par une alimentation mal dirigée. Certains accès de fièvre, la congestion hépatique, si fréquente chez le tuberculeux, ne sont trop souvent que la traduction d'une véritable indigestion : aussi nous proposons-nous, dans le chapitre suivant, d'étudier non seulement les grandes lignes, mais encore le détail du régime qu'il convient d'instituer chez le tuberculeux.

---

(1) BEAULAVON. *De la tuberculose pulmonaire dans les Sanatoria*, thèse, Paris, 1896.

CHOIX DES ALIMENTS — RÉGIME GÉNÉRAL DES TUBERCULEUX

Nous étudierons plus loin le régime qu'il convient d'instituer dans le traitement de la tuberculose pulmonaire. Mais auparavant il nous paraît utile de passer en revue les différents aliments qui sont à la disposition du médecin et d'en discuter — ce faisant — les avantages et les inconvénients, au point de vue spécial qui nous occupe.

Parmi toutes ces substances, la première place revient sans nul doute à la viande : c'est elle qui renferme, sous le plus petit volume, le plus de matières azotées ; elle est également d'une digestion et d'une assimilation faciles.

Nous n'insisterons pas sur la valeur relative d'une viande comparée à une autre : notons toutefois que les viandes rouges doivent être préférées aux viandes blanches, et que parmi celles-ci le veau doit être d'un usage modéré, sa digestibilité étant moins grande que la chair des animaux adultes.

Plus importants sont les modes de préparation, quoique les uns et les autres soient à peu près recommandables ; mais il ne faut pas perdre de vue qu'il convient d'éviter à tout prix la satiété, si prompte à survenir chez le tuberculeux. Aussi ne saurait-on trop insister sur la grande variété que doit présenter leur alimentation.

Viandes grillées, rôties, braisées, en daube sont également bonnes ; seules sont à excepter presque complètement les viandes bouillies qui perdent de ce fait une grande partie de leurs éléments nutritifs, en même temps que leur digestion devient plus laborieuse.

Certaines viandes ayant subi des préparations spéciales, comme les salaisons, la charcuterie, se recommandent au tuberculeux par l'appétence particulière qu'elles éveillent; mais aussi elles peuvent provoquer des phénomènes d'intoxication ; il s'ensuit que leur administration doit être tout particulièrement surveillée. De même la chair du poisson, très nourrissante et très digeste quand elle n'est pas trop grasse, doit être donnée, avec cette restriction toutefois qu'elle aussi peut être la cause de certaines irritations gastriques.

Pour les mêmes motifs, le gibier, quoique très nourrissant, doit être écarté, à cause de la grande quantité de ptomaïnes qu'il contient généralement.

Dans les cas où la viande cuite est difficilement acceptée, on pourra avec succès employer la viande crue ; au lieu de prescrire la viande simplement hachée, il sera préférable de l'ordonner finement pulpée, comme le recommandent MM. Grancher, Debove, Daremberg, etc. Cette viande doit subir trois manipulations; on la racle d'abord avec un couteau à lame mousse pour la débarrasser des éléments fibreux; les longs filaments musculaires ainsi obtenus sont placés dans un mortier où ils sont pilés ; puis on les jette sur un tamis au-dessous duquel on recueille une pulpe très fine et sans grumeaux. Mais il importe que ces diverses préparations soient faites au moment même des repas et dans des conditions rigoureuses de propreté ; on se gardera de la sorte de certains accidents infectieux ou toxiques qui ont suivi parfois l'ingestion de la pulpe de viande. Quant à la transmission possible du tœnia, c'est là un accident peu redoutable dont un vermifuge aura fait facilement justice ; dans quelques cas, malheureusement trop rares, faut-il peut-être même mettre sur le compte de la présence du ver solitaire certaines recrudescences exagérées de l'appétit, entraînant à leur suite le réveil des forces et la guérison ? D'autre part, le danger de la surinfection intestinale par l'ingestion de viande provenant d'animaux tuberculeux — pour être moins négligeable que le précédent — a perdu ces temps derniers beaucoup de son importance. S'il est possible, à la rigueur, de provoquer de la sorte expérimentalement la contagion de la tuberculose, ces conditions ne se trouvent pas réalisées ou très exceptionnellement en clinique, et il ne saurait y avoir là une entrave à l'alimentation.

De digestion très facile, cette pulpe de viande, loin de suppléer seulement la viande cuite quand celle-ci sera difficilement accueillie, devra entrer quotidiennement dans l'alimentation du tuberculeux à titre d'adjuvant, comme nous le spécifierons plus loin.

Viandes cuites et même viande crue répugnent parfois certains malades : aussi a-t-on, de longue date, cherché à leur substituer les principes alimentaires qu'elles contenaient ; de là les poudres de viande, les peptones, le jus de viande, les consommés américains, le thé de bœuf, les extraits de viande. Mais tous ces produits sont loin d'avoir la même valeur. Le meilleur, et de beaucoup, est sans conteste la poudre de viande dont l'introduction en thérapeutique est due au Pr Debove : obtenue par une première dessiccation de la viande à 65° et une stérilisation ultérieure à 110°, cette poudre représente quatre fois son poids de viande crue; certains produits commerciaux comme la somatose ne sont autres que des poudres de viande. Malgré l'odeur désagréable qu'elles présentent parfois, ces poudres, en raison de leur grande nutritivité sous un faible volume, peuvent rendre souvent de grands services, surtout quand on se garde de toute exagération dans leur emploi. Il n'en est plus de même des thés de bœuf, jus de viande et autres extraits qui ne contiennent de la viande que les principes solubles, à l'exception de la musculine ; ces solutions, riches en sels de potasse, provoquent facilement de la diarrhée et n'apportent à l'organisme que peu de principes vraiment nutritifs : toutefois, ils peuvent encore être utilisés dans quelques cas, parce qu'ils possèdent des vertus apéritives manifestes. Il en est de même du bouillon, qui, suivant les théories à la mode, a été successivement prôné puis rejeté. Or, Schiff a montré que par sa richesse en substances peptogènes il était digne d'occuper dans l'alimentation la place que l'usage lui assigne.

Quant aux peptones, ce sont des matières albuminoïdes ayant subi artificiellement la modification chimique qui caractérise la digestion stomacale : les prescrire c'est donc remplacer le travail gastrique quand celui-ci fait défaut, venir à son secours quand il faiblit. On ne peut donc que recommander leur emploi ; mais celui-ci se trouve restreint à quelques indications très spéciales.

Il est encore un groupe de substances dont la fortune alimentaire a subi comme le bouillon les mêmes fluctuations : ce sont les gélatines dont la valeur nutritive, exagérée à l'époque de Darcet, ne méritent pas le discrédit dans lequel elles sont tombées actuellement. Les expériences de Voït, de Bischoff, de Boussingault, ont montré nettement que si par elles-mêmes elles ne présentent qu'une valeur nutritive très médiocre, leur introduction dans un régime alimentaire a pour effet de diminuer la désassimilation non seulement des graisses, mais aussi des matières albuminoïdes. Ce sont donc de précieux aliments d'épargne dont la place est toute marquée dans un régime azoté. Cependant leur ingestion provoque parfois de la diarrhée.

Nous avons vu la grande teneur de la viande en principes azotés et nous savons sa parfaite digestibilité. D'après la définition que donne Trousseau de l'aliment « le plus « digestible qui doit être celui qui fournit à l'économie la « plus grande quantité d'éléments réparateurs, en exigeant « le moins de travail possible de la part des forces diges- « tives, » la viande sera donc l'aliment de choix pour le tuberculeux. D'ailleurs, c'est à cette conclusion que nous conduit l'étude de la nutrition chez le tuberculeux : comme Stokvis l'a montré et après lui, tous les auteurs, la quantité d'urée et d'azote total contenue dans les urines est très diminuée et témoigne ainsi d'une modification des échanges nutritifs.

C'est pour d'autres raisons, c'est pour des raisons histochimiques que M. le Pr Grancher fait de la viande la base du régime qu'il prescrit au tuberculeux : ayant étudié le processus naturel de guérison du tubercule pulmonaire, cet auteur constate qu'il se fait par enkystement fibreux des bacilles, des globules blancs et des cellules phagocytiques. Cet enkystement fibreux exige un apport considérable de matériaux azotés. Aussi l'alimentation carnée trouve-t-elle dans la physiologie pathologique la consécration scientifique que de tous temps l'empirisme lui avait donnée : c'est en effet à la valeur nutritive de la viande, sous quelque forme qu'on l'ordonne, qu'il faut attribuer les excellents résultats obtenus dans la tuberculose par Füster, de Montpellier. Il n'y avait là nul médicament spécifique de la phtisie pulmonaire, mais simplement un merveilleux aliment fourni par la viande crue que l'auteur de la méthode associait à l'alcool dans de fortes proportions, tandis qu'il y a tout avantage à supprimer ce dernier.

Si l'on examine les renseignements fournis par la pathologie comparée, peut-être est-il possible encore de trouver en faveur de la viande comme aliment de choix pour les tuberculeux des indications intéressantes : sans vouloir trop déduire par exemple de la fréquence des lésions bacillaires chez les herbivores comparée à la rareté extrême des mêmes lésions chez les carnivores, il est permis cependant de supposer que la différence des régimes doit pouvoir expliquer en partie cette résistance inégale à l'infection.

Si la nécessité chez l'homme sain comme chez le tuberculeux d'un régime mixte est hors de discussion, régime mixte comprenant des éléments plastiques utilisés par l'organisme pour la réparation de ses tissus — des aliments gras et des matières hydro-carbonées, sources de chaleur et par conséquent de travail — l'accord cesse quand chez le tuberculeux il convient d'établir la part respective de ces différents éléments dans la constitution du régime et l'importance de chaque aliment varie naturellement avec le but que l'on se propose d'atteindre.

Sans aller jusqu'à dire avec Bouchardat que la phtisie ne se développe que chez les gens privés de graisse, sans prétendre, comme l'ont soutenu quelques-uns, que la graisse soit un milieu inapte au développement du bacille de Koch, il est indéniable que l'on ne saurait sans grand dommage priver de corps gras les tuberculeux.

Mais de là à les « bourrer de corps gras » comme on a tendance à le faire actuellement il y a une grande différence.

Ces graisses absorbées en excès s'emmagasinent dans les tissus et tout ce qui n'est pas brûlé directement est mis en réserve par l'organisme : sous l'influence de ce régime les malades ne tardent point à engraisser et augmentent rapidement de poids : mais cette surcharge graisseuse des tissus obtenue si hâtivement est-elle bien le but rêvé ? Non sans doute, comme nous le verrons en discutant le régime.

De plus on se heurte à une grosse difficulté : les graisses, de digestion déjà difficile pour un intestin absolument sain, sont le plus souvent mal tolérées par les tuberculeux ou tout au moins nullement assimilées.

Aussi parmi les éléments gras, pour la part strictement nécessaire à l'organisme, faut-il rechercher entre eux les plus digestes : de tous, les graisses liquides sont les mieux supportées. C'est à ce titre que l'huile de foie de morue est entrée dans l'alimentation du tuberculeux et y occupe une place prépondérante.

Toutefois il importe encore ici d'en préciser l'usage : c'est un aliment, disons-nous, et non un médicament ; aussi son usage doit-il être étroitement subordonné à son rôle nutritif. Que son emploi vienne à entraver l'alimentation ordinaire et aussitôt il faut la rejeter. En effet si par les produits biliaires qu'elle contient, son émulsion et son absorption sont très faciles, si par les alcaloïdes qui s'y trouvent en quantités infinitésimales l'appétit peut s'exagérer, par contre pour obtenir un résultat utile il faut en absorber de grandes quantités : quatre cuillerées à soupe par jour, au minimum, M. Daremberg — dix à douze, M. Grancher.

Or il est assez fréquent de voir de semblables quantités provoquer des indigestions, de la diarrhée ; souvent aussi, en dehors de cette mauvaise assimilation, l'huile de foie de morue, à dose si minime soit-elle, éveille par son contact sur la muqueuse gastrique des nausées qui tourmentent le tuberculeux parfois pendant la journée entière, troublant ainsi tous ses repas. C'est dans ces cas qu'il est bon de l'abandonner.

D'ailleurs — tout en faisant nos restrictions sur l'abus exagéré des corps gras — signalons ce fait que dans les sanatoria où l'alimentation et la cure d'air se partagent l'attention des médecins-directeurs, l'huile de foie de morue est à peu près bannie du régime des bacillaires : Blumenfeld ayant fait un mélange avec

Huiles d'olives. . . .	1000 grammes
Acide oléique. . . .	60 —

mélange sensiblement analogue, au point de vue des corps gras, à l'huile de foie de morue — s'est livré à une série d'études comparatives sur la valeur nutritive de ce mélange, la lipanine, d'une part et du beurre d'autre part, et la conclusion de ses expériences fut en faveur de ce dernier aliment. Aussi dans les sanatoria où l'alimentation est surtout grasse, cette graisse est fournie par le beurre avec lequel on accommode généralement tous les plats : de plus les tartines beurrées qu'on fait prendre dans la journée complètent ce régime.

L'huile de foie de morue nous conduit à parler de la glycérine dont M. le Pr Jaccoud avait voulu faire un succédané de l'huile de foie de morue ; mais la glycérine, véritable alcool, n'a point donné ce qu'on en espérait et son usage a beaucoup perdu de partisans, car de plus elle est d'un maniement difficile, le moindre écart dans les doses pouvant produire des accidents.

Un autre aliment d'épargne, l'alcool, soulève également de nombreuses discussions : les avis sont très partagés à ce sujet. C'est surtout en Allemagne et en Suisse qu'il rencontre le plus de partisans : en tête de ceux-ci marche Dettweiler qui donne à tous ses malades, outre les trois quarts d'une bouteille de bon Bordeaux par jour, trois à quatre cuillerées à café de cognac à prendre dans du lait entre les repas, soit 60 à 70 grammes. Là aussi se prend le « Knickebein » jaune d'œuf délayé dans un petit verre de curaçao. Si le jaune d'œuf est à conserver, on peut supprimer sans hésitation le verre de liqueur, comme nous avons séparé l'alcool de la viande crue de Füster.

Par contre Brehmer, Sabourin, Bennett, Daremberg se

montrent moins favorables : Brehmer et Sabourin suppriment du régime de leurs tuberculeux le vin au repas. Daremberg admet le cognac aux doses de 60 à 80 grammes par jour dans les climats humides et froids, de 25 à 30 grammes seulement dans les climats chauds, à la fin du repas ou dans une tasse de lait entre les repas.

L'accord se fait toutefois quand on ne considère plus l'alcool comme un aliment mais comme un médicament ; bien ordonné il peut remplacer chez les fébricitants par exemple les aliments gras qui ne sauraient digérer, même en quantité peu considérable.

Ceux qui préconisent l'alcool s'appuyent pour justifier leur opinion sur de nombreuses raisons ; Dettweiler remarque par exemple qu'à l'ingestion de l'alcool « succède « aussitôt une sensation de réchauffement, une légère exci- « tation, la disparition du vertige et que, bien manié, l'al- « cool doit être non un aliment de luxe, mais un véritable « médicament ». Mais ces résultats sont purement factices et en face de ces avantages hypothétiques se montrent des inconvénients indéniables. Les effets de l'alcool sont en effet multiples.

Si M. Manquat, qui les a étudiés dans son traité de thérapeutique, reconnaît que l'alcool est brûlé directement dans l'organisme, fournissant directement ainsi des calories, il constate par contre qu'il ne ralentit que modérément le mouvement de désassimilation et que s'il excite dans une première phase le système nerveux, il amène secondairement une période de dépression. M. Hayem, qui a étudié également l'action de l'alcool à un autre point de vue, déclare qu'il entraîne un trouble dansla nutrition des éléments organiques : il provoque la transformation graisseuse des éléments azotés des tissus. Que nous voilà loin du but visé ! Il est à peine besoin de réfuter l'opinion de ceux qui voulaient voir dans l'alcool un agent sclérogène. En effet, certains thérapeutes, trompés par une fausse analogie avec ce que l'on suppose devoir se passer au niveau du foie dans les intoxications éthyliques, avaient cru pouvoir obtenir les mêmes effets dans le parenchyme pulmonaire.

Si donc l'action utile de l'alcool dans la tuberculose n'est pas démontrée, il n'en est malheureusement pas de même du rôle qu'il joue comme agent provocateur de cette affection ; il n'est plus personne pour soutenir avec Magnus Hüss que l'alcool jouit de la propriété d'immuniser les terrains les plus prédisposés ; les belles recherches de Lancereaux, les cliniques de Peter ont montré au contraire quelle action néfaste revenait en réalité à l'alcoolisme. Qu'il agisse par l'intermédiaire du tube digestif en produisant la gastrite chronique des buveurs, ou qu'il agisse directement sur l'organisme et détruise dans certains cas cette immunité constitutionnelle, l'arthritisme, c'est un fait proclamé aujourd'hui par tous les hygiénistes que les progrès de la tuberculose marchent de pair avec ceux de l'alcoolisme.

En troisième rang nous placerons le régime végétal : l'appoint qu'il apporte à l'alimentation du tuberculeux n'est que minime, mais il n'en sera pas moins d'un grand secours au thérapeute en lui permettant d'introduire de la variété dans le régime de son malade : les légumes verts ne contiennent que peu de principes nutritifs, de plus la grande proportion de cellulose qui y est contenue les rend de digestion laborieuse. Malgré leur teneur même en sels de potasse, ils ont une place indiquée dans l'alimentation par leur action pour ainsi dire mécanique sur le gros intestin, favorisant ainsi les garde-robes. Quand on les emploiera, il sera bon, comme le recommande Knopf, pour leur laisser la plus grande part de leurs éléments nutritifs, de les faire cuire à la vapeur avec une quantité très minime d'eau.

D'une utilité plus grande sont les céréales et les féculents : sans vouloir les comparer à la viande pour leur teneur en éléments azotés, ils pourront dans certains cas et jusqu'à un certain point remplacer le régime carné et dans tous les cas en être un adjuvant sérieux. Trop souvent sous l'influence d'une alimentation trop riche en viandes on voit le foie, véritable filtre vis-à-vis des ptomaïnes d'origine intestinale, se congestionner, déborner les fausses côtes et devenir douloureux à la pression. C'est le moment alors de diminuer la ration de viande pour y substituer les pommes de terre, haricots, pois, lentilles, maïs, châtaignes qui devront toujours être donnés en purées. Parmi tous les légumes c'est le riz, par sa richesse en albumine, qui devra occuper la première place.

Qu'il nous soit permis ici de signaler un aliment très en faveur en Allemagne et même dans l'est de la France : c'est le raifort. Très recommandé dans l'alimentation des tuberculeux, il doit sa réputation fort probablement à sa grande richesse en azote et à la présence d'une essence analogue à celle de la moutarde, essence à base de soufre. C'est en même temps un excellent condiment et il mérite de figurer sur la table du tuberculeux. Il n'en est pas de même des autres épices, hors-d'œuvre que généralement on recommande ; il est convient de les supprimer, car leur usage irrite la muqueuse gastrique sans avantage pour la nutrition des phtisiques.

Le seul assaisonnement permis doit être fourni par le sel : il n'y a d'ailleurs aucun inconvénient à en user largement. Sans revenir à la thérapeutique d'Amédée Latour par le chlorure de sodium, il faut se rappeler que c'est au dédoublement de ce sel qu'est dû l'acide chlorhydrique nécessaire au chimisme gastrique et que le rôle du chlorure de sodium dans l'hématopoièse serait, paraît-il, efficace. N'est-ce point un effet connu de tous que les animaux auxquels on ajoute une ration de sel ont meilleure apparence que ceux qui en sont privés ?

Malgré les préjugés en cours, il s'en faut que le pain soit toujours cet aliment parfait et indispensable : aussi devra-t-on en restreindre l'emploi — généralement abusif en France. Il faut préférer la croûte comme plus nourrissante (Daremberg) et recommander, précepte banal, de la bien et longuement mastiquer.

Il nous reste maintenant à nous occuper de deux aliments considérés à juste titre comme des aliments complets : le lait et les œufs. Le lait peut-il suffire à alimenter un tuberculeux ? Tous les auteurs n'hésitent pas à répondre non. Outre que son emploi aussi absolu ne tarderait pas à lasser le malade, il faudrait, pour obtenir la suralimentation, faire prendre quatre et cinq litres par jour (Debove), ce qui infailliblement amènerait la dilatation de l'estomac — si elle n'existe déjà — et au cours de cette dilatation des fermentations gastriques, origine de troubles dyspeptiques.

Le lait ne doit donc être, chez le tuberculeux, qu'un

aliment secondaire qu'on pourra prendre entre les repas, dans la mesure que nous fixerons plus loin.

Quoi qu'il en soit du régime adopté, il ne faudra jamais négliger de stériliser le lait que l'on absorbera ; si le danger de la viande tuberculeuse est presque à négliger, il ne saurait en être de même de la contamination par le lait provenant de vaches tuberculeuses : c'est là trop souvent l'origine de surinfections chez les bacillaires ; chez ceux-ci l'acide chlorhydrique de l'estomac, normalement bactéricide, fait à peu près défaut, et au passage dans le ventricule le lait ne se trouve plus stérilisé ; d'où ces ensemencements de la muqueuse intestinale se jugeant par ces entérites terminales qui viennent augmenter les autres causes de cachexie. Il faut, en effet, mettre ces entérites bacillaires sur le compte et des crachats déglutis par le malade et du régime alimentaire.

Nous avons vu l'emploi qu'on fait du beurre. Quant aux fromages, il faut sévèrement prohiber ceux qui sont trop fermentés, comme le roquefort, le chester, et n'autoriser que quelques fromages, comme le gruyère, le fromage à la crème et même le brie.

Deux produits, le koumyss et le kéfir, obtenus par la fermentation du lait de jument ou de vache, ont été introduits avec bonheur dans l'alimentation : leur composition, riche en alcool et en acide lactique, comporte des indications précieuses que nous aurons l'occasion de préciser. Quant au petit-lait, nous n'en parlons que pour mémoire, afin de signaler seulement que les cures trop vantées qu'on lui a attribuées relèvent en réalité de la climatothérapie.

Quant aux œufs, nous ne saurions trop les recommander : leur valeur nutritive est très précieuse, de par l'albumine facilement digestible, de par aussi la lecithine, graisse très assimilable contenue dans le jaune d'œuf. La grande variété qui peut présider à leur emploi est aussi à prendre en considération, mais ce sont surtout les œufs modérément cuits qu'il faudra recommander, car ils sont de plus facile digestion.

Nous avons vu ainsi quels sont les aliments dont nous pouvons nous servir pour notre œuvre de restauration ; il convient d'établir désormais quel sera notre régime. Ce régime varie naturellement suivant le résultat qu'on désire obtenir. Il nous faut donc exposer maintenant quelle sera notre idée directrice.

Suivant la définition qu'en donne Germain Sée dans son livre sur « Le Régime alimentaire », « la fonction de l'ali-« mentation préside au maintien intégral de l'organisme, « à la reconstitution de sa trame intime, qui s'use et se « perd sans cesse dans l'état de santé aussi bien que dans « les maladies ».

Or, on conçoit logiquement que l'alimentation qui convient à un organisme sain pour maintenir ce juste équilibre des recettes et des dépenses qui caractérise l'état de santé, cette alimentation donc ne saurait plus suffire lorsque l'organisme dévasté par la maladie doit désormais faire les frais d'un travail supplémentaire, œuvre de guérison.

Nulle part plus que dans la tuberculose, maladie de dénutrition au premier chef, il n'est autant besoin de renforcer en quelque sorte l'alimentation : c'est ce que tous les thérapeutes ont compris et cherché à réaliser dans la pratique en alimentant à force, en suralimentant le tuberculeux.

Mais comment comprendre cette suralimentation?

Actuellement, on confond presque toujours suralimentation et alimentation forcée. Partant de ce fait que le tuberculeux maigrit, on cherche surtout à compenser cette perte de poids; on croit être parvenu au but quand sous l'influence d'un régime réconfortant, trop réconfortant, on voit le tuberculeux engraisser, atteindre bientôt son poids normal et le dépasser souvent très rapidement.

Mais, pour agir aussi vite, il faut un régime des plus copieux; comme souvent ce régime répugne au malade, comme bien souvent l'appétit fait défaut, on a cherché à faire prendre artificiellement au tuberculeux ce qu'il lui était impossible d'absorber naturellement; de là le gavage vulgarisé par M. Debove. Grâce au tube de M. Debove ou de Faucher, on fait pénétrer dans l'estomac de grandes quantités d'éléments nutritifs; pour permettre de le faire sans introduire un trop gros volume d'aliments, on a inventé les poudres de viande qui, nous l'avons vu, représentent quatre à cinq fois leur poids de viande crue.

50 grammes de poudres délayées dans un bol de lait, pour un repas; cinq à six repas par jour, soit la valeur de 1,000 à 1,200 grammes de viande crue par 24 heures, voilà ce qu'on faisait absorber aux tuberculeux.

Mais alimenter, suralimenter n'est rien; il est une autre fonction qui juge tous ces efforts, c'est l'assimilation. Qu'importe l'excès d'alimentation si l'assimilation reste déficiente ! Pour assimiler, il faut un ensemble de phénomènes sécréteurs et moteurs, un bon appareil digestif en un mot, « on n'assimile bien que ce qu'on digère bien ».

Or, nous savons combien peu malheureusement il est

possible de compter sur l'estomac des tuberculeux, et dans cette tâche de restauration, quand il faudrait exiger un effort suprême, on se heurte aux difficultés sans nombre qu'oppose l'état trop souvent délabré d'un appareil digestif à peine suffisant parfois pour une assimilation ordinaire, défaillant presque toujours pour ce surcroît de labeur.

La tâche du médecin est donc bien ardue. Ayant, d'une part, à prévenir l'inanition à laquelle est voué le tuberculeux si on ne vient le relever, et, d'autre part, n'ayant sous la main pour y parvenir que des moyens trop souvent défectueux. Nous allons voir, dans les lignes qui vont suivre, comment il est possible d'évoluer entre ces deux écueils, et comment, par une alimentation *judicieusement choisie, sévèrement prescrite,* et *scrupuleusement surveillée,* on peut espérer parvenir à la guérison.

Tous les physiologistes sont à peu près d'accord pour fixer la ration d'entretien qui est nécessaire à un adulte bien portant, tant au point de vue de la qualité que de la quantité de cette ration. C'est ainsi que nous lisons dans le « Régime alimentaire » de G. Sée que cette ration doit comporter :

120	grammes	albumine
40	—	graisse
530	—	hydrocarbures

que Masson, dans sa thèse sur l'importance de l'alimentation dans la tuberculose, la fixe à :

120	grammes	albumine
90	—	graisse
330	—	hydrocarbures

il ajoute :

2^{kgr},800 eau
32 grammes de sels dont 20 grammes de chlorure de sodium.

M. le Pr Proust (1), cherchant à appliquer les chiffres précédents au régime, donne le tableau suivant :

	PAIN	VIANDE	GRAISSE	DONNANT	
	—	—	—	C	Az
R. ordinaire. . .	829	239	60	280	20
— travail. . . .	361	175	33	170	8.74
— total.	1190	414	93	450	28.74

On voit donc que les trois repas quotidiens, consacrés par l'usage, contiennent et au delà les substances nécessaires au maintien de l'équilibre nutritif d'un adulte bien portant.

Mais nous savons que le tuberculeux, par suite de l'état d'inanition actuelle plus ou moins relative où l'a conduit son affection, — par suite des pertes quotidiennes qu'il subit du fait de ses sueurs, de son expectoration et de la défectuosité des phénomènes vitaux de son organisme, nous savons, dis-je, que cette ration d'entretien ne saurait être suffisante et, comme le dit M. le Pr Grancher, doit être doublée d'une ration de guérison. Cette dernière sera comparable à la ration supplémentaire que tout individu fournissant un travail anormal doit introduire dans son organisme sous peine d'amaigrissement et de déchéance.

Mais le problème est plus complexe, car si tout le monde s'accorde sur la nécessité de cette ration de guérison il devient beaucoup plus difficile d'en préciser les termes. Nous avons vu comment, pour être sûrs de donner assez, il arrivait qu'on donnait trop. Si le médecin a intérêt à donner

(1) Proust. Traité d'hygiène, 1881.

à son malade la ration la plus substantielle possible, il a un intérêt non moins capital à ménager le tube digestif de son client, que l'on ne saurait impunément surmener.

S'il est bon de dire, comme le faisait le médecin allemand au malade que cite Peter: « mangez, mangez toutes les « quatre heures, et mangez fortement; la nuit, qu'on vous « réveille, pour manger encore! » reconnaissons également qu'il faut pour ce régime « y avoir l'estomac, un estomac d'allemand ».

Nous avons vu comment par l'alimentation forcée, aidée au besoin par le gavage, on cherchait à engraisser le malade. Complétons cet exposé par l'examen de ce qui se fait dans les sanatoria par exemple : deux méthodes sont en usage, la méthode allemande et la méthode française.

Dans la méthode allemande, employée dans la plupart des sanatoria et notamment dans celui de Falkenstein par Dettweiler, l'alimentation est fractionnée en de nombreux repas : c'est ainsi que Brehmer donnait cinq repas par jour. Dettweiler en donne six, distribués de la façon suivante :

Le 1er, à 7 ou 8 heures du matin, comportant beurre, lait et pain.

Le 2e, à 10 heures, avec pain beurré, un ou deux verres de lait.

Le 3e, à 1 heure, forme le principal repas: soupe, viande, légumes, salades et fruits cuits.

Le 4e, à 4 heures, pain beurré et lait.

Le 5e, à 7 heures, c'est le dîner qui consiste à peu près dans les mêmes plats que le déjeuner.

Enfin, à 9 heures, avant de se coucher, le tuberculeux prend quelques cuillerées de cognac dans du lait.

Dans la méthode française au contraire, on préfère les repas plus substantiels, mais moins nombreux : c'est ainsi que Sabourin ne donne que trois repas en général auxquels s'adjoint le goûter pour ceux qui ont fort appétit. Ces trois repas ne diffèrent en rien de ceux de la vie ordinaire. On veille simplement à ce qu'il y ait toujours des mets substantiels à côté d'autres plus épicés et plus agréables, destinés à entretenir l'appétit du malade.

Dans la première méthode on ne veut pas surcharger l'estomac d'un seul coup par un repas trop copieux. Dans la deuxième, on veut laisser plus de temps à chacune des digestions. L'une et l'autre méthode s'inspirent de notions cliniques également exactes, puisque l'une veut éviter la distension stomacale et à sa suite la dilatation si facile à surgir, tandis que l'autre se souvenant de la lenteur des digestions ne veut pas lui imposer un second travail avant que le premier ne soit en partie achevé.

Entrant dans des détails plus circonstanciés, nous allons avec M. Grancher instituer un régime pour ainsi dire type, s'appliquant à ces tuberculeux que M. Sabourin appelle « les normaux de la cure » et chez lesquels un degré peu avancé de la bacillose, uni à un fonctionnement sinon normal, du moins suffisant des voies digestives, permet d'espérer d'abord un arrêt, puis une rétrocession du processus infectieux. Nous prendrons donc un malade arrivé au début de la deuxième période classique, au ramollissement des tubercules, déjà très amaigri, susceptible de s'alimenter au moins sous une bonne direction, non fébricitant ou ne présentant qu'un léger mouvement fébrile.

Ce régime ne sera point un régime schématique, d'une

application difficile, mais au contraire un régime pratique se rapprochant le plus possible des conditions normales de l'alimentation. On n'aura point pour unique objectif de faire engraisser le malade, un tuberculeux gras n'étant pas nécessairement un tuberculeux en voie de guérison et, comme nous le verrons même, l'obésité pouvant dans certains cas être redoutée comme une complication.

Ce qu'il faudra rechercher avant tout, c'est d'abord que l'aliment soit le plus facilement assimilable sans imposer pour cela au tube digestif un surcroît de travail : car, ne perdant jamais de vue que notre tuberculeux, quel qu'il soit, à quelque période qu'on le prenne, est un dyspeptique avéré ou non, il faudra chercher à obtenir le maximum d'effets avec le minimum de moyens.

Nous répudierons donc toute alimentation intensive, toute alimentation forcée, nous contentant en plus de la ration d'entretien normale rappelée plus haut, de fixer la ration de guérison comme il suit : « deux ou trois œufs à la coque, 100 grammes de pulpe de viande crue, un potage féculent » (Grancher).

Mais si nous espérons avec une alimentation aussi restreinte parvenir à un heureux résultat, c'est que, outre le choix d'aliments facilement assimilables, ce régime sera surveillé étroitement.

En effet le médecin ne devra pas craindre d'entrer dans de trop grands détails dans l'exposé du régime prescrit : outre la qualité et la quantité des aliments qui devront y figurer, il devra fixer soigneusement le nombre et l'heure des repas et, par une surveillance presque quotidienne, faire éviter les fautes qui pourraient être commises et parer à leurs conséquences s'il n'est plus temps de les prévenir.

En ce qui concerne le nombre des repas, nous donnerons la préférence à la méthode française et conseillerons trois repas avec goûter facultatif.

Le premier déjeuner — comme le conseille M. Grancher — devra être subordonné à la digestion du repas du soir précédent : celle-ci aura-t-elle été facile, le malade aura-t-il dormi d'un sommeil tranquille sans interruption, il y aura avantage à commencer l'alimentation le plus tôt possible et le premier repas pourra être fixé à 7 heures du matin. Dans les cas, au contraire, où les digestions seront plus pénibles et se traduiront souvent par un sommeil plus agité ou des sueurs profuses, le repas devra être reporté à 8 heures du matin.

Les mêmes indications présideront à la quantité des aliments : plus substantiel dans le premier cas, le petit déjeuner devra être très léger dans le deuxième. Mais, même dans les conditions les plus favorables, il ne devra jamais être assez abondant pour nuire au repas principal qui doit être celui de midi.

Quoique généralement on laisse le malade libre d'obéir à ses habitudes et qu'on permette café au lait, chocolat, thé, beurre, lait, il semble préférable de recommander des aliments très nourrissants sans charger l'estomac : aussi c'est au repas du matin que M. Grancher fait prendre les œufs crus ou peu cuits auxquels on peut adjoindre un peu de café, de lait ou de thé. La viande froide pourra remplacer les œufs dans quelques cas.

C'est sur le repas de midi que le médecin doit porter

toute son attention : à moins de contre-indications que nous fixerons, ce repas doit être en effet le plus important de la journée. « Il sera composé d'œufs ou de poisson, « d'un ou deux plats de viande, d'un plat de légumes », comme ration d'entretien à laquelle se joindra une cuillerée de pulpe de viande comme ration de guérison.

Le régime du dîner devra être plus sévère, « on écartera toutes les viandes faisandées, tous les plats à sauce », le malade mangera peu. Peter avait déjà rattaché à de mauvaises digestions certains mouvements de fièvre accompagnée de « sa petite sueur critique des dernières heures de la nuit ». Pas de potage, un plat de viande, du poulet rôti de préférence, un plat de légumes féculents et pour terminer une autre cuillerée de pulpe de viande comme complément.

En dehors de ces trois principaux repas on pourra intercaler un nouveau repas entre le déjeuner du matin et celui de midi, à condition que le premier ait été pris à 7 heures, ce petit repas supplémentaire consistera dans une cuillerée à soupe de pulpe de viande dans un peu de bouillon froid.

De même, on autorisera un goûter à 4 heures avec une tasse de lait. Mais il importe que ces deux repas supplémentaires ne viennent pas troubler le travail de la digestion et le meilleur criterium de leur utilité sera le plaisir que le malade éprouvera à les prendre.

En réalité, à part les œufs du matin, les trois à quatre cuillerées de pulpe de viande, le potage aux féculents — qui forment notre ration de guérison — on voit que ce régime, en apparence, ne diffère guère des régimes ordinaires des sanatoria par exemple. Il en diffère cependant totalement : et tout d'abord par la parcimonie plus grande avec laquelle on mesure les aliments à notre malade et par l'absence des aliments gras qui occupaient une place prépondérante dans les autres régimes, et par la prohibition des condiments, épices, etc., et par la suppression entre les repas de ces tasses de lait, tartines beurrées, œufs dans un verre de liqueur et surtout alcool.

Après avoir conseillé son malade sur le nombre, l'heure, la qualité et la quantité des repas, le médecin devra encore surveiller scrupuleusement le régime pour en obtenir, comme nous l'avons vu, le maximum d'effet.

Les fautes contre le régime sont en effet presque infaillibles chez les malades abandonnés à eux-mêmes ; si l'on excepte une minorité qui comprend à demi mot son médecin, combien d'autres par contre, en voulant trop bien faire, vont directement à l'encontre du but visé.

C'est ainsi qu'une des fautes les plus fréquentes est celle résultant de l'abus des boissons : certains malades croient en effet aider la digestion en absorbant plusieurs verres de liquide. Or, rien n'est plus fâcheux pour l'estomac. Nous savons combien la dilatation de l'estomac est fréquente chez le tuberculeux et cet usage ne peut qu'entretenir ou augmenter cette affection.

Le tuberculeux devra donc boire peu et se contenter d'un ou deux verres à Bordeaux de vin blanc coupé d'eau. Ce lui sera d'ailleurs rendu plus facile avec ce régime plus restreint en quantité et la suppression des condiments. Sous l'influence de ce régime sec l'appétit renaît et la digestion s'active. Mais quelle boisson ordonner ? presque tous les auteurs recommandent le vin rouge dont la plus grande richesse en alcool et la teneur en tannin leur paraissent plus particulièrement recommandables. Nous avons vu en effet Brehmer donner les trois quarts d'une bouteille de bon Bordeaux. Nous ne reviendrons pas sur ce que nous avons déjà dit à propos de l'alcool et du peu de bienfaits que doit en attendre le tuberculeux. Nous n'hésiterons donc pas à remplacer le vin rouge par le vin blanc, plus léger et moins excitant. Et encore ne le donnerons-nous pas pur. On se trouvera bien de prescrire dans quelques cas la bière, la bière de malt par exemple et même le cidre, suivant les goûts du malade.

La surveillance du régime devra redoubler lorsqu'on aura affaire à un dyspeptique, dyspeptique en vertu du mauvais régime suivi jusqu'alors : cette dyspepsie est d'ailleurs le plus souvent ignorée du malade, mais capitale pour le médecin. Elle devra être soigneusement recherchée à l'aide de quelques-uns de ces petits symptômes sur lesquels nous avons déjà insisté dans le chapitre des dyspepsies.

Cette dyspepsie latente qui finira par conduire le malade à la fièvre et à la dénutrition est donc le gros obstacle au succès de l'alimentation. Mais si elle est simple, elle cèdera souvent à un régime judicieux et sévère et il sera particulièrement délicat de fixer chez le malade le « régime de départ » (M. Grancher), capable d'être supporté par ces estomacs délicats ; mais en procédant avec prudence on y parviendra après une série de tâtonnements.

Ce n'est pas seulement au début qu'il conviendra d'étudier l'effet du régime. Le médecin devra suivre son malade pendant tout le traitement : une seule indigestion pouvant faire perdre en effet le bénéfice de longues semaines de patience et d'efforts. Toutes les digestions étant solidaires, « une journée mal commencée se continue et finit mal », il ne faudra donc pas laisser le malade faire un nouveau repas avant que la digestion du repas précédent ne soit complètement achevée. On n'hésitera pas à sacrifier, au moins pour un temps, les petits repas supplémentaires, intercalés dans notre régime.

Plus encore, si cette mesure restrictive est insuffisante, c'est sur la diminution des aliments à midi et surtout le soir que devra se retrancher le médecin.

Mais, observateur vigilant des fonctions digestives de son malade, à la plus légère amélioration, il relèvera le taux de l'alimentation.

Nous avons vu la surveillance du régime au début, au cours du traitement : existe-t-il un point où le résultat cherché pouvant être considéré comme obtenu, le médecin devra suspendre la suralimentation sous peine de voir le but dépassé ?

Certes oui et il n'est nullement besoin d'aller très loin dans cette voie : à l'encontre de la plupart des médecins, nous pensons avec M. Grancher que c'est moins l'engraissement pur et simple que le réveil des forces, la fermeté des tissus, indices plus sûrs d'un bon état général, qu'il convient de rechercher.

Il faudra donc fuir ces exagérations de traitement qui aboutissent à ces augmentations de poids trop rapides pour être durables et qui sont à la merci du moindre incident. Il faut se contenter le plus souvent d'un résultat beaucoup plus modeste, quoique déjà très appréciable: les physiologistes s'accordant pour reconnaître que le poids d'un individu vigoureux et sain doit osciller, mesuré en kilogramme, autour d'un chiffre sensiblement égal aux décimales de sa taille, quand notre tuberculeux aura récupéré ce poids normal, il sera bon de s'arrêter.

Dans certains cas, même chez les malades ne rentrant pas dans la classe des tuberculeux fébricitants dont nous nous occuperons spécialement dans le chapitre suivant, l'alimentation amène une élévation thermique : comment se comporter alors? Faut-il alimenter ces fébricitants? Sans nul doute, car le tuberculeux dont les oxydations sont déjà augmentées de par sa fièvre ne tarderait point à s'inanitier si on agissait autrement. Mais d'autre part, puisque ce sont ici les digestions qui sont causes de la fièvre, continuer l'alimentation c'est provoquer à plaisir le retour des mêmes accidents : aussi le thérapeute faisant place au clinicien c'est encore par une série de tâtonnements qu'il convient de fixer « le régime d'épreuve et de repos » minimum qui peut convenir. Ainsi peut-on tout d'abord donner, toutes les trois heures, un peu de nourriture sous forme de lait en petite quantité, à 7 heures par exemple, un œuf à 10 heures — une cuillerée de pulpe de viande à 1 heure — à 4 heures une tasse de lait — à 7 heures une deuxième cuillerée de pulpe — à 10 heures un œuf.

Sous l'influence de ce régime il est rare que la fièvre ne tombe pas, et dès que la température est redescendue il faut immédiatement reprendre l'alimentation abandonnée et de nouveau chercher à faire prendre ration d'entretien et ration de guérison.

Ainsi, nous venons de voir que pour suralimenter le tuberculeux point n'est besoin dans la plupart des cas de régime extraordinaire : suralimentation ne doit pas être synonyme d'alimentation forcée. C'est par un choix plus judicieux des aliments, un régime plus sévère, une surveillance plus étroite, que le tuberculeux traité toujours comme un dyspeptique pourra être — obtenant ainsi le maximum d'effets avec le minimum de moyens — conduit à la guérison.

DE QUELQUES RÉGIMES SPÉCIAUX

Dans les pages qui précèdent nous avons dit comment, chez un tuberculeux capable encore de bonnes digestions, si on ne surmène point son estomac, on pouvait par des moyens simples espérer la guérison.

Il s'en faut malheureusement que tous les cas soient aussi favorables à l'application de ce régime alimentaire : ici moins que partout ailleurs il ne saurait être question de thérapeutique uniforme, et chaque modalité, chaque complication, chaque tuberculeux, pour ainsi dire, réclame des indications spéciales.

Si le tuberculeux apyrétique exige une autre alimentation que le fébricitant, l'arthritique ne doit pas être soigné comme le lymphatique. Nous allons donc passer en revue quelques-unes des complications dont la présence nécessite ou contre-indique certain régime alimentaire.

Et tout d'abord chez le tuberculeux que nous avons choisi, s'il était facile de l'alimenter parce que l'appétit était conservé, convenons que trop souvent la première et la plus grosse des difficultés à laquelle se heurte le médecin dans la cure par l'alimentation, c'est l'anorexie, mais anorexie essentiellement variée comme nous l'avons vu en étudiant les troubles dyspeptiques des tuberculeux : variée suivant les individus ; car il en est chez lesquels l'exemple, la persuasion ont raison de leur dégoût pour les aliments, tandis que d'autres cependant très énergiques, « essayant « de manger, ne le peuvent absolument pas, la vue des « aliments donnant lieu à des réflexes qui amènent la con- « traction des muscles de l'arrière-gorge et des nausées « extrêmement pénibles. » (M. Debove.)

Chez les premiers il faut vouloir, vouloir énergiquement les faire manger, et à force de ténacité on triomphe généralement de cette anorexie : tous les médecins de sanatoria peuvent citer de ces exemples. Il faut naturellement procéder progressivement ; mais très rapidement on parvient à la ration que nous avons donnée : tandis que les forces renaissent l'appétit reparaît montrant, comme le dit M. Sabourin, la justesse du dicton : « l'appétit vient en mangeant. »

Mais chez les autres, toute tentative est vaine ; la viande, les œufs, tout répugne : aussi convient-il d'avoir recours à des moyens spéciaux si on veut arrêter ces malades dans la voie de la consomption. C'est pour eux que M. Debove préconisa le gavage.

Nous avons dit plus haut quelques mots de cette méthode qui fut employée chez les autres tuberculeux et servit au début à pratiquer cette suralimentation forcée que nous avons rejetée. Mais dans ces cas d'anorexie rebelle le gavage est la méthode de choix, méthode d'autant plus justifiée qu'il n'y a — ainsi que l'a montré M. Debove — aucune corrélation entre l'acuité de la faim et la faculté digestive : ces malades, qui ne sauraient absorber la moindre parcelle d'aliment, digèrent merveilleusement les repas qu'on introduit par la sonde. Afin de faciliter cette alimentation on remplace la viande par les poudres que nous avons signalées et qui sous un petit volume sont très nourrissantes. Toutefois il convient d'apporter quelque modération dans leur emploi : prises en trop grandes quantités elles ne sont pas assimilées. On donne souvent par jour 1 litre à 1 litre et demi de lait, 200 à 250 grammes de poudres — soit 800 à 1,000 grammes de viande et même parfois des œufs — ce qui pour l'estomac d'un individu bien portant serait déjà quelque peu abondant.

Quant aux dangers du tubage ils sont absolument nuls et le cas malheureux de M. Desnos, qui a vu une femme succomber à une pneumonie causée par une régurgitation au cours de l'opération, est resté unique. En modérant les doses, en les réglant d'après l'état de dénutrition du malade et sa capacité digestive, on a ainsi à sa disposition un excellent moyen pour parer aux dangers qu'entraîne une anorexie invincible.

C'est aussi pour vaincre cette anorexie si tenace que M. Letulle(1) a fait avec M. Ribard, dans son service de l'hôpital Boucicaut, des expériences avec la neige carbonique : appliquant à la médecine les données de M. Pictet sur l'action des grands froids, ces messieurs furent amenés à rechercher quels effets on pouvait attendre de ces réfrigérations dans l'anorexie des tuberculeux ; dans les expé-

---

(1) MM. Letulle et Ribard. *Société méd. des hôp.*, mars 1898.

riences faites sur les animaux on avait remarqué que ces derniers avaient faim lorsqu'on les descendait dans un puits où la température était à — 110°. M. Raoul Pictet déclarait à *l'Académie des sciences* en novembre 1894 qu'il avait triomphé d'une dyspepsie rebelle en descendant une dizaine de fois dans le puits. MM. Chossat et Cordès, de Genève, publièrent 96 observations de maladies de la nutrition traitées avec succès par ce moyen.

Usant d'un dispositif spécial, MM. Letulle et Ribard firent matin et soir, au niveau de la région épigastrique, des applications durant 30 minutes de neige carbonique, applications donnant au thermomètre mis sur la peau + 25°. Dans toutes les observations qu'ils citent, l'appétit a reparu dans un délai variant de 20 à 40 minutes après l'application. Malheureusement la cherté de la neige carbonique n'a pas permis de pousser très loin ces recherches qui donnent les plus belles espérances, tout en témoignant de leur absolue innocuité.

Passant à l'appréciation des faits, MM. Letulle et Ribard pensent qu'il faut voir là seulement une exagération de ce qui passe normalement dans les saisons froides où l'appétit s'exagère, marquant ainsi le besoin qu'éprouve l'organisme de renouveler ses réserves et de réparer ses pertes. Et cette hypothèse est appuyée par cette constatation clinique que, sous l'influence de cette crymothérapie, l'appétit venait d'autant plus vite que le malade est plus émacié, tandis que dans les observations où il tarda plus longtemps à paraître, le malade avait encore quelque embonpoint.

S'il est souvent difficile de faire absorber quelques aliments au tuberculeux, il arrive souvent aussi que ceux-ci ne soient pas gardés : considéré en lui-même le vomissement est un acte réflexe dont le point de départ peut être variable. Tantôt il siégera dans la muqueuse gastrique irritée ou lésée ; dans d'autres cas ce sera la muqueuse bronchique enflammée qui sera en cause, dans d'autres enfin ce peut être le trajet même du pneumo-gastrique qui soit comprimé par des ganglions. C'est à une quelconque de ces causes qu'il faudra rapporter le vomissement des tuberculeux ; mais le plus souvent ces différentes causes agissent simultanément. Nous ne reviendrons pas de nouveau sur les rapports de la toux avec les vomissements, sauf pour faire remarquer que le traitement de la première pourra parfois supprimer les seconds.

Mais le plus souvent le vomissement est dû à une susceptibilité de la muqueuse gastrique : on peut vaincre cette irritabilité de plusieurs façons. Il arrive parfois que des vomissements quotidiens suivant constamment l'ingestion du moindre aliment disparaissent à la longue quand le malade, loin de s'abandonner au désespoir et de se laisser mourir de faim, continue opiniâtrement à s'alimenter, recommençant à manger aussitôt après avoir vomi, comme le malade que cite M. Sabourin.

Toutefois il est des cas absolument rebelles : il faut mettre en œuvre une médication spéciale : celle-ci devra être causale et chercher à calmer l'irritabilité de la muqueuse gastrique. C'est ainsi que tour à tour on a préconisé les sédatifs comme le bromure de potassium, les grands lavages à l'eau froide de la muqueuse (de Cerenville et M. Debove). C'est dans la même intention que M. Mathieu fait prendre de petits morceaux de glace.

Mais il est un moyen, souvent efficace quand les précédents ont échoué, c'est encore le gavage. Il est curieux en effet que des repas qui seraient rendus immédiatement s'ils étaient absorbés naturellement soient conservés et digérés quand ils sont introduits par la sonde : peut-être la sensibilité de la partie tout inférieure de l'œsophage serait-elle émoussée par le passage du tube? Quoi qu'il en soit de la façon dont agit le tubage, dans les vomissements incoercibles c'est à lui qu'il convient de recourir.

Quand les vomissements sont la manifestation symptomatique d'une lésion anatomique, quand ils relèvent de la gastrite terminale, à ce moment on ne saurait attendre du gavage les mêmes bienfaits. Les aliments ainsi introduits seraient-ils conservés, les sécrétions gastriques souvent insuffisantes seraient impuissantes à les modifier.

Dans ces cas d'anorexie rebelle ou de vomissements tenaces, pour faciliter l'alimentation spéciale, nous avons vu qu'on avait recours à certains produits spéciaux : c'est ainsi que la poudre de viande remplace la viande crue qu'il serait difficile d'ingurgiter. D'autre part, généralement les malades qui présentent ces graves complications sont arrivés à un degré tel de consomption qu'il n'est point inutile ici de forcer quelque peu l'alimentation, au moins les premiers temps.

Complétant ces graves complications du côté de l'appareil digestif nous savons combien fréquente est la diarrhée chez les bacillaires : qu'elle soit d'origine tuberculeuse ou simplement banale, le régime fixé précédemment devra être modifié : les œufs et la viande crue seront comme toujours prescrits, quoiqu'on ait pu reprocher à la viande crue d'entretenir certaines diarrhées catarrhales. Si l'on a peu à attendre des poudres absorbantes et des antiseptiques intestinaux, il n'en sera pas de même de l'emploi du koumyss et du képhir. Ces laits fermentés, par leur richesse en acide lactique ont une action efficace sur la muqueuse intestinale et par l'alcool qu'ils contiennent ils peuvent tonifier et suppléer momentanément au défaut de l'alimentation.

Trois à quatre bouteilles de képhir n° 3 par jour permettront, avec les œufs et la viande crue, de composer un régime suffisant ; mais dès que la diarrhée sera suspendue il ne faudra point en continuer l'emploi, car son usage prolongé finit par fatiguer la muqueuse gastrique.

Si du fait des complications du côté du tube digestif le régime alimentaire doit subir quelques modifications, le terrain sur lequel se développe la tuberculose doit être pris également en considération pour prescrire l'alimentation. Chez les arthritiques, par exemple, sans vouloir reprendre les discussions qu'ont soulevées la définition de cette diathèse, il est évident qu'à une modalité clinique bien et nettement individualisée doivent correspondre certaines indications et contre-indications.

Tout le monde a vu de ces tuberculeux chez lesquels une défaillance temporaire de l'organisme a permis l'implantation et la germination du bacille, et qui cependant, malgré des lésions assez avancées, de grosses cavernes parfois, présentent un état général bon et n'ont pour guérir que peu de chose à faire ; il leur suffit de ne point entraver par une hygiène mal comprise l'œuvre de la nature. S'ils sont soustraits aux causes qui pour un temps les ont placés dans un état de moindre résistance, il leur suffira de peu d'efforts pour enrayer le mal, le localiser souvent, le guérir parfois.

On conçoit que chez ces malades, l'alimentation, sans être jamais intensive, devra toujours être surveillée étroitement; ces individus, qui font très facilement de la sclérose, qui peuvent enserrer dans une barrière de tissu fibreux leurs rares colonies bacillaires et les réduire ainsi à l'impuissance, transformant leurs tubercules en « ossuaires vivants », suivant l'expression du Pr Landouzy, ces malades font aussi facilement de la graisse; nous avons assez insisté sur le peu d'utilité qu'il y avait pour le tuberculeux ordinaire à devenir gras. Nous nous contenterons seulement, pour bien marquer que l'obésité ne doit pas être le but visé par le médecin, à rappeler entre autres les faits que nous citait M. Marfan, qui vit par deux fois la mort enlever très rapidement des tuberculeux chez lesquels l'embonpoint, obtenu par une médication arsenicale longuement suivie, était très considérable.

Si l'obésité est inutile d'une façon générale, elle est surtout nuisible chez l'arthritique; une des caractéristiques, en effet, de la tuberculose arthritique est la fréquence signalée par tous les auteurs des hémoptysies. Il existe, dans cette forme, un éréthisme spécial qui se traduit dans la circulation pulmonaire par des congestions. Or, l'obésité ne fait qu'exagérer cette prédisposition morbide. De là des troubles graves dans la nutrition du parenchyme pulmonaire, de là sans doute ces poussées aiguës survenant chez des individus porteurs d'une petite lésion primitivement localisée, et qui, se sachant tuberculeux et voulant guérir, croyaient bien faire en engraissant, toujours et quand même.

Il faudra donc restreindre l'alimentation, la surveiller rigoureusement et ne pas craindre au besoin d'arrêter ces malades, comme le recommande M. Grancher, dans leur marche vers l'obésité.

Mais, si les diverses complications du côté du tube digestif doivent attirer l'attention du médecin ; si le terrain a son importance dans la fixation du régime, il est pardessus tout deux grands facteurs dont il faut constamment tenir compte : l'état de la température et du pouls.

Nous avons vu précédemment comment la fièvre, dans quelques cas, pouvait être attribuée au seul régime alimentaire. Mais c'est là une des causes accessoires. Il serait téméraire à nous de chercher une explication de la fièvre en général et de la fièvre des tuberculeux en particulier ; disons seulement qu'actuellement l'ascension de température chez le bacillaire est attribuée à deux grandes causes. La fièvre, qui s'élève rarement au-dessus de 38°,5, de 39°, et qui peut précéder les signes sthéthoscopiques (fièvre prétuberculeuse du Pr Landouzy), qui marque les premières périodes de la maladie, affectant différents types : légèrement rémittente, continue à plateau, par accès, est imputable au seul bacille de la tuberculose, c'est une fièvre d'intoxication. Que cette toxine soit thermogénétique (Binet), qu'elle agisse par une autre manière, cette fièvre est fonction de l'infection bacillaire.

Il en est tout autrement des autres mouvements fébriles contemporains de la période des cavernes et dont les grandes oscillations rappellent ce que nous voyons constamment dans l'organisme quand il y a suppuration. Cette fièvre hectique est fort probablement le fait d'infections secondaires, d'origine s reptococcique ou staphylococcique favorisées par les ulcérations du parenchyme pulmonaire.

Au point de vue de la thérapeutique alimentaire cette division pathogénique a son importance : si à la période des cavernes, alors que s'allume la fièvre hectique, tandis que l'estomac est délabré par la gastrite terminale, l'intestin miné par l'entérite bacillaire, le médecin ne peut plus guère tenter pour réparer cet organisme qui craque de toutes parts, par une alimentation judicieuse, il peut au contraire beaucoup contre cette fièvre des premières périodes, d'abord en ne l'entretenant et ne l'exagérant point, puis aussi en l'arrêtant.

Il n'est plus question de diète absolue dans la fièvre tuberculeuse : c'est une des particularités en effet de cette affection de voir l'intégrité des fonctions digestives concorder souvent avec les ascensions thermiques, ce qui pour Lasègue constituait un élément de diagnostic, d'une absolue certitude. Aussi le médecin doit-il profiter, dans la mesure du possible, de ces bonnes dispositions du tube digestif.

Si la fièvre n'est pas trop accentuée il faudra commencer l'alimentation par « le régime d'épreuve et de repos » que nous avons signalé dans l'autre chapitre : sans amener le malade à l'inanition, ce régime met au repos l'estomac et amène souvent la cessation de la fièvre.

Mais si la fièvre persiste, il vaut mieux parfois recourir à la diète lactée, au koumyss et dès que la température s'abaisse revenir au régime d'épreuve pour arriver le plus tôt possible aux doubles rations de guérison et d'entretien.

Mais si la fièvre a ses indications, le pouls a aussi une

grande importance : aussi est-on frappé du peu de place qu'il occupe généralement dans les préoccupations du médecin. Si dans les sanatoria, pour régler les repas, la température est prise soigneusement chaque jour trois et quatre fois, il est rare qu'on s'occupe des pulsations artérielles. C'est un fait de clinique aujourd'hui suffisamment connu qu'il n'y a aucun rapport entre l'état de la température et celui du pouls dans la tuberculose.

Si on rencontre chez certains une température normale avec pouls normal, des fébricitants avec tachycardie, il n'est pas rare de trouver des malades dont la température assez élevée coexiste avec un pouls à 70, de même qu'il est des tuberculeux tachycardiques avec température de 37°, tachycardie dont le caractère est l'instabilité (Faisans).

C'est aussi une notion également répandue que celle tirée du pronostic plus grave de la tuberculose chez les tachycardiques sans fièvre : mais il est à remarquer que rarement cette fréquence des pulsations n'a été prise en considération par les cliniciens pour régler leur alimentation.

Or, on sait par la physiologie que normalement le pouls s'accélère après les repas : quel que soit le mécanisme de cette tachycardie momentanée et normale il est à présumer que les digestions des tuberculeux, déjà tachycardiques du fait de leur maladie, s'accompagneront d'une exagération de leurs pulsations. Et cet éréthisme cardiaque aura son retentissement dans le système de la petite circulation, pouvant provoquer là de nombreux désordres.

Aussi, indépendamment de tout mouvement fébrile, sera-t-il bon en présence d'un tuberculeux tachycardique de chercher à pallier dans la mesure possible les conséquences que pourraient avoir une distension stomacale exagérée, par un repas trop copieux : c'est pour cela que chez ces malades M. Faisans recommande de prescrire des repas plus fréquents, mais moins copieux. Il sera indiqué également de supprimer de leur régime toute boisson excitante, comme le café ou le thé.

Nous ne terminerons pas ces quelques considérations sur le régime des tuberculeux sans insister encore sur l'importance que peut avoir l'alimentation pour renforcer le terrain chez des enfants prédisposés par leur hérédité par exemple à devenir bacillaires : s'il n'est pas toujours possible de faire de ces « candidats à la tuberculose » de « petits paysans », suivant le conseil de Peter, on peut, en combinant une alimentation nourrissante à une aération et une gymnastique hygiéniques, armer ces enfants contre le bacille. C'est ici que l'huile de foie de morue que nous avons refusée au tuberculeux avéré pourra être largement prescrite — alors que le tube digestif intact et l'exercice modérément réglé en permettent l'assimilation parfaite.

C'est dans les mêmes idées que, parmi les conclusions du rapport sur la Prophylaxie de la Tuberculose, l'Académie de médecine émet le vœu que la ration alimentaire du soldat soit augmentée, afin de lui permettre par ce supplément de recettes de parer à un surcroît de dépenses, sans rester du fait de sa misère physiologique une proie trop souvent offerte au bacille.

CONCLUSIONS

1° Dans le traitement de la tuberculose, l'alimentation doit occuper la première place, primant toute thérapeutique.

2° Pour obtenir de cette alimentation tout ce qu'on est en droit d'attendre d'elle, il ne faut pas surmener l'appareil digestif.

3° Cette alimentation — loin d'être intensive — sera dans la plupart des cas une alimentation comprenant une ration d'entretien et une ration de guérison strictement nécessaires.

4° Par un choix judicieux des aliments, aliments azotés, — par un régime sévère — par une surveillance scrupuleuse de ce régime — on obtiendra le maximum d'effets avec le minimum de moyens.

5° Il est des cas où une alimentation spéciale sera indiquée : dans les cas d'anorexie tenace, de vomissements rebelles par exemple.

6° Chez les arthritiques, pour éviter l'obésité, il faudra surveiller tout particulièrement l'alimentation et la restreindre dans quelques cas.

7° La fièvre — et aussi le pouls — devront guider le médecin dans l'indication du régime.

INDEX BIBLIOGRAPHIQUE

Audhoui. — Diète lactée dans la tuberculose. *Thérap. contemp.*, 1881.

De Backer. — L'alimentation dans la tuberculose pulmonaire. *Rev. gén. d'antisepsie,* 1896.

Bennet. — Recherches sur le trait. de la phtisie pulmonaire, 1874.

Barth. — Traitement de la tuberculose. Doin, 1896.

Beaulavon. — Trait. de la tub. pulm. dans les sanatoria. *Thèse,* 1896.

Bouveret. — Traitement des maladies de l'estomac.

Blumenfeld. — Sur le régime diététique des corps gras chez le tuberculeux. *Journal des Clin. méd.,* t. XXVIII.

Chrétien. — La fièvre chez les phtisiques. *Thèse.*

Dujardin-Beaumetz. — *Clin. thérap.*, t. I et II.

Debove. — Leçons sur la tuberculose parasitaire, 1884.

Desnos. — Dangers de la suralimentation chez les phtisiques. *Bull. de thérap.,* 1882.

Daremberg. — Trait. de la phtisie pulmonaire. Coll. Charcot-Debove, 1893.

Durante. — Trait. alimentaire. *Riforma med.,* 1897.

Einhorn. — Beurre pour phtisiques. *New-York méd. Record,* 1895.

Ferrand. — Leçons sur la phtisie pulmonaire, 1880.

Fonssagrives. — Trait. de la phtisie pulmonaire, 1878.

Fornaca et Micheli. — Alimentation hypodermique avec huile d'olives. *Riforma med.,* 1897.

Gabrilowistch. — Alimentation des phtisiques. *Wien. med. Woch.,* novembre 1895.

Gilliendy. — Régime et exercice musculaire systématique dans trait. de la tuberculose pulmonaire. *New-York med. Record,* 1896.

Guimbail. — Traitement rationnel de la tuberculose pulmonaire. *Thérapeutique nouvelle,* 1896.

Gaube. — Traitement de la tuberculose. *Médecine moderne,* 1894.

GALLARARDIER. — Traitement alimentaire de la phtisie pulmonaire. *Art. médical*, 1897 ; *Poitou médical*, 1897.
GRANCHER. — Maladies de l'appareil respiratoire. Paris, 1890.
— Traitement de la tuberculose. Alimentation. *Bull. méd.* 1895, 1896, 1897.
— De l'alimentation des tuberculeux. *Revue d'hygiène thérapeutique*, 1897.
GALOPIN. — De l'oxygène et du chlorure de sodium dans le traitement de la scrofule et de la tuberculose pulmonaire. *Thèse*, 1894.
HANOT. — Art. Phtisie du Dic. Jaccoud.
HÉRARD, CORNIL et HANOT. — La phtisie pulmonaire. Alcan, 1884.
HARRIS. — Dyspepsie des phtisiques. *Lancet*, novembre 1893.
HAYEM. — Gastropathie et phtisie. 3e Congrès de la tubercul., 1894.
HENRY. — Le pouls chez les tuberculeux. *Thèse*, 1892.
JACCOUD. — Curabilité et trait. de la tub. pulmonaire, 1881.
KNOPF. — Les sanatoria. Trait. et prophylaxie de la tub. pulmonaire. *Thèse*, 1895.
LOUIS. — Recherches sur la phtisie pulmonaire, 2e édit., 1843.
LEUDET. — Trait. de la tuberculose pulmonaire. *France méd.*, 1896.
LYON. — Traité élémentaire de thérapeutique.
LAGRANGE. — De l'immobilisation dans la cure d'air. *Revue des mal. de la nutrition*, 1895.
LETULLE et RIBARD. — De la crymothérapie. *Société méd. des hôp.*, mars 1898.
LARCENA. — Des tachycardies, 1891.
MASSON. — Alimentation des tuberculeux. *Thèse*, 1878.
MAYS. — La graisse dans la tuberculose pulmonaire. *Philadelphia polyclinica*. 1895.
DE MOOR. — Traitement diététique de la tuberculose pulmonaire. *Belge médical*.
MAURANGE. — Traitement de la tuberculose pulmonaire. *Gaz. hebd. méd.*, 1897.
MATHIEU. — Traitement des dyspepsies, 1898.
MARFAN. — Troubles et lésions gastriques dans la tuberculose pulmon. *Thèse*, 1887.
— Art. traité de médecine Phtisie.
— Congrès de la tuberculose : Chimisme gastrique, 1891.
MERKLEN. — Hygiène du tuberculeux. Alcan, 1896.
MUSELIER. — Traitement de la tuberculose. *Bull. gén. de thér.*, 1896.
MICHEL. — La tuberculose des vieillards. *Thèse*, 1894.
MANGIN-BOCQUET. — La fièvre chez les tuberculeux. *Thèse*.
PETER. — Cliniques médicales, t. II.

PIDOUX. — Études sur la phtisie, 1874.
PLICQUE. — Régime alimentaire et tuberculose. *Presse méd.*, 1895.
— La suralimentation dans la tuberculose pulmonaire. *Journ. des Praticiens.*
— Fièvre et son traitement. *Progrès médical*, 1895.
POTAIN. — Accidents gastriques des phtisiques. *Semaine médicale*, 20 septembre 1893.
— Accidents intestinaux des phtisiques. *Semaine médicale*, octobre 1893.
PETIT (Léon). — Le phtisique et son trait. hygiénique. Alcan, 1895.
PORTER. — Traitement diététique de la tuberculose. *Amer. med. Surg. bull.*, 1896.
PROUST. — Traité d'hygiène, 1881.
ROBIN (A.). — Urologie des tuberculeux. *Arch. gén. de méd.*, 1894-1895; *Bull. de thérap.*
SIROT (O.). — La tachycardie des tuberculeux. *Journal de L. Championnière*, 1898.
SABOURIN. — Traitement rationnel de la phtisie, 1895.
SÉE (G.). — De la phtisie bacillaire, 1884.
— Le régime alimentaire, 1887.
— Les dyspepsies gastro-intestinales, 1883.
TROISIER. — Traitement de la phtisie pulmonaire. Traité de thérapeutique appliquée de A. Robin.
TESSIER. — Albuminurie prétuberculeuse. *Semaine méd.*, 1896.
TAPRET et LOUDE. — Nutrition comparée des femmes enceintes et des tuberculeux. *Rev. de la tuberculose*, 1894.

CHARTRES. — IMPRIMERIE DURAND, RUE FULBERT.

www.ingramcontent.com/pod-product-compliance
Ingram Content Group UK Ltd.
Pitfield, Milton Keynes, MK11 3LW, UK
UKHW021013200726
13857UKWH00004B/1421

9 782012 893061